LES SOJAS

Ou Pois oléagineux de Chine

ET LE PAIN DES DIABÉTIQUES

———

Le *Soja*, ou pois oléagineux de *Chine*, ayant une grande valeur au double point de vue de la santé de l'homme, et de la nourriture des animaux, est cultivé dans ma propriété, depuis deux ans, avec un succès des plus encourageants ; ce qui décidera, je l'espère, quelques-uns de mes collègues à suivre mon exemple.

Cette légumineuse réussit bien en terrains argilo-calcaires et argilo-siliceux ; le sol étant ameubli, riche en engrais et en acide phosphorique, dont cette plante est très avide ; on la sème dans la seconde quinzaine d'avril comme les haricots, soit à la volée, soit en rayons ce qui est préférable ; sa germination (1) et sa sortie de terre sont assez longues ; des binages et des sarclages sont nécessaires, jusqu'au moment où les chaleurs activant sa végétation, le *soja* couvre bientôt la terre d'un fourrage droit, serré, et abondant.

Les gousses et les tiges étant épaisses, leur desséchement est un peu long, et doit arriver en août, ou première quinzaine de septembre, sous le climat de la Charente-Inférieure.

Le *soja* étant près de sa maturité, on l'arrache, et on le couche sur les billons ; on le retourne et, au besoin, les racines sont mises en l'air, afin de hâter sa dessication ; puis il est porté dans l'aire, pour y être battu, ou bien on le suspend sous des hangards.

La récolte en grains secs, a été, en 1890, sur mon domaine du Plaud-Chermignac, de 1,800 kilos par hectare, et qui s'élèverait certainement à l'aide d'engrais phosphatés.

Le *soja* est mangé avec avidité, par les animaux, soit en vert, soit en sec ; mais ce qui le rend inappréciable, c'est l'emploi si

(1) Le grain de 2 ans germe mal.

Je de l'auteur

LES SOJAS

OU POIS OLÉAGINEUX DE CHINE

Et le Pain des Diabétiques

PAR

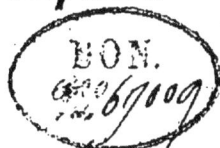

Le Docteur Adolphe MENUDIER

Chevalier de la Légion d'honneur
Membre de la Commission Supérieure du Phylloxéra
1er Vice-Président du Comité Central d'Études et de Vigilance
de la Charente-Inférieure
Membre correspondant de la Société Nationale d'Agriculture de France
Président du Syndicat général
des Comices Agricoles des six arrondissements du département
de la Charente-Inférieure
Président du Comice Syndical Agricole de l'arrondissement de Saintes
Médaille d'honneur de 1re classe (ministère de l'Intérieur)
Lauréat du Premier prix cultural de la première catégorie, 2000 fr. et objet
d'art de 500 fr. au Concours régional de la Charente-Inférieure en 1875
Objet d'art décerné par le Ministre au Concours régional de la Charente-
Inférieure en 1883

Te96

TROISIÈME ÉDITION

SAINTES

IMPRIMERIE A. GAY, ÉDITEUR

—

1891

heureux, qu'on fait de sa graine pour la nourriture des personnes atteintes du *diabète sucré*.

Si le *soja*, qui se vend en ce moment 2 fr. le kilo chez les marchands grainiers, conservait seulement la moitié ou le tiers de ce prix, ce serait là, assurément, une culture des plus riches.

Le savant chimiste *M. Joulie*, pharmacien en chef de la Maison municipale de Santé de Paris, ayant analysé il y a quelques années le *soja*, a trouvé les résultats suivants pour une récolte de 10.000 kilos à l'hectare, mûre et sèche, dont 3,442 kilos de grains.

Dans 1000 kilos de Soja

	Tiges et feuilles	Grains	Plante entière
Azote.	12_k50	57_k88	28_k10
Acide phosphorique	4 62	17 39	9 02
Acide sulfurique. .	2 72	1 41	2 26
Chaux	43 65	3 28	29 81
Magnésie	9 58	8 91	9 36
Potasse.	9 76	20 29	13 39
Soude , ...	4 13	0 50	2 88
Oxyde de fer. . .	1 27	0 93	1 15
Silice.	32 73	1 03	21 83

Ces chiffres donnent, pour la récolte d'un hectare, les quantités suivantes :

	Dans les tiges et feuilles	Dans le grain	TOTAL
Azote.	82$_k$12	198$_k$89	281$_k$01
Acide phosphorique	30 35	59 85	90 20
Chaux	286 78	11 29	298 07
Magnésie	62 94	30 67	93 61
Potasse.	64 12	69 84	133 96
Oxyde de fer . . .	8 34	3 20	11 54

Le *soja* est donc, comme toutes les légumineuses, une plante à chaux et potasse et il contient en outre beaucoup d'azote, que les micro-organismes siégeant sur les nodosités de ses racines, empruntent à l'air, suivant les récentes découvertes.

En novembre dernier, M. Joulie, avec une obligeance extrême, et dont je ne saurais trop le remercier, car ce travail présente de grandes difficultés, a bien voulu analyser le grain de *soja*, récolté sur mon exploitation, et accompagner ses recherches, de savantes et judicieuses réflexions.

	Farine de Soja 100 kil.	
	Normale	*Sèche*
Humidité	12,80	»
Matières azotées alimentaires .	29,35	34,04
— alimentaires	1,63	1,90
— grasses	18,80	21,80
— amylacées	18,14	21,04

Matières sucrées	5,36	6,22
— extractives non azotées	2,62	3,05
Cellulose brute.	4,50	5,22
Acide phosphorique	1,50	1,74
Autres matières minérales . .	4.30	4,98
	100,00	100,00

Voulant, pour la cure du diabète sucré, utiliser la grande richesse en matières azotées et grasses du *soja*, et sa pauvreté en amidon, qui est *l'ennemi* des diabétiques, j'ai fait broyer le grain, qui doit être très sec, dans un moulin à café bien propre (1), repasser les gruaux, puis à l'aide du tamis, j'ai obtenu une farine, que j'ai panifiée de la manière suivante :

Farine de *soja*. . . . . 300 grammes
3 œufs . . . . 150 grammes
Beurre 1re qualité. . . 150 grammes

On mêle bien le tout, auquel on ajoute une cuillerée à café de sel, et un verre ordinaire d'eau tiède.

Après le pétrissage, on étend sur une tôle, qu'on met au four de cuisine ; on aplatit plus ou moins, suivant le goût pour la mie ou la croûte.

Ce pain est un véritable gâteau (moins le

(1) Le moulin américain de *Jas-s-Duncan*, 34, avenue *Daumesnil* à *Paris*, du prix de 19 et 29 fr. suivant dimensions, fait de suite la farine plus fine, et est plus avantageux.

sucre) et auquel ne sont pas comparables, le pain de gluten qui constipe, celui de *soja*, fabriqué à Paris, et dont on se dégoûte bien vite, et enfin le pain de gluten et *soja*, qui est immangeable.

La richesse alimentaire de ce pain, comparée à celle du pain de froment sera facile à saisir par les analyses suivantes, mises en regard les unes des autres.

PAIN DE SOJA
100 kil.

	Normal	Sec
Humidité	32,70	»
Matières azotées alimentaires .	15,01	22,31
— non alimentaires	1,15	1,70
Matières grasses	32,36	48,10
— amylacées	8,71	12,94
— sucrées	2,76	4,11
— extractives non azotées	1,99	2,80
Cellulose brute	1,88	2,79
Acide phosphorique	0,73	1,09
Autres matières minérales . .	2,89	4,16
	100,00	100,00

PAIN DE FROMENT
100 kilog. (N° 1)

	Normal	Sec
Humidité	34.95	»
Matières azotées alimentaires. .	6,16	9.46
Matières non alimentaires. . .	2,21	3,40
Matières grasses.	0,34	0,52
— amylacées	44,72	68,74

Matières sucrées	0,00	0,00
— extractives non azotées	9,94	15,29
Cellulose brute	0,00	0,00
Acide phosphorique	0,25	0,39
Autres matières minérales . .	1,43	2,20
	100,00	100,00

PAIN DE FROMENT

100 kil. (N° 2)

	Normal	Sec
Humidité	39,53	»
Matières azotées alimentaires .	7,56	12,51
— non alimentaires . .	0,34	0,36
— grasses	0,41	0,41
Matières emylacées	43,17	71,39
— sucrées	0,00	0,00
— extractives non azotées	13,79	12,79
Cellulose brute	0,00	0,00
Acide phosphorique	0,19	0,32
Autres matières minérales . .	0,62	1,02
	100,00	100,00

Il résulte de ces analyses, que ce pain de *soja*, est deux fois plus riche en matières azotées alimentaires, et cinq fois plus *pauvre* en amidon, que le pain de froment ; quant à la graisse, il en contient près de dix fois plus, aussi permet-il, suivant M. Joulie, d'établir une ration peu volumineuse et néanmoins fort bien équilibrée.

On sait que d'après les études des physiologistes, la ration journalière d'un homme

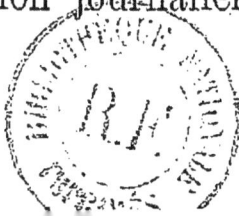

adulte, et en bonne santé doit contenir, 130 grammes de matières azotées alimentaires, et 310 grammes de carbone combustible par 24 heures.

Or, pour avoir les 130 grammes de matières azotées, il faudrait consommer 2 kil. 114 grammes de pain de froment n° 1 ou 1 kil. 719 grammes du pain n° 2, mais ces quantités de pain apporteraient 580 grammes de carbone pour le n° 1 et 502 grammes 80 pour le n° 2, au lieu de 310 grammes nécessaires, d'où une surcharge de matières hydrocarbonées, qui n'est pas sans inconvénients pour les voies digestives.

La viande contenant 20 0/0 de matières azotées, et 11 0/0 de carbone, permet d'équilibrer convenablement le pain en utilisant le carbone qu'il contient en trop. On arrive, en effet, à des rations satisfaisantes avec :

		Matières azotées	Carbone
Pain n° 1.	1000 gr·	61 gr. 6	274 gr. 6
Viande...	330	69 3	36 3
	1330 gr.	130 gr. 9	310 gr. 9
Pain n° 2.	1000 gr.	75 gr. 6	292 gr. 50
Viande ...	260	54 6	28 60
	1260 gr.	130 gr. 2	321 gr. 10

On parvient, suivant M. Joulie, à un résultat aussi bon pour tout le monde, et bien supérieur pour les diabétiques, avec une ration journalière ainsi composée :

		Matières azotées	Carbone
Pain de soja	620 gr.	93,06	289
Viande	180	37,80	19,8
Total...	800 gr.	130,86	308,8

Cette ration ne contient que 70 grammes 104 d'amidon et sucre, tandis que les rations, avec le pain de froment, en contiennent 447 grammes 20 et 430 grammes 70, c'est-à-dire plus de 6 fois autant.

Mais les avantages du pain de *soja*, sont bien autrement considérables, car je me suis assuré, qu'un diabétique, qui, en se levant, a pris une tasse de chocolat à l'eau et à la crème délaitée (sans sucre) est très bien nourri avec 100 à 150 grammes de pain de *soja* à déjeuner et 100 à 125 grammes à dîner, puis, consommé, viandes, poisson, œufs, beurre, graisse (qu'il ne faut pas épargner), légumes herbacés, bon vin, café, thé non sucré, cognac, etc., ce qui réduit de près des deux tiers la ration de pain de *soja* et abaisse à 20 ou 30 grammes la quantité d'amidon et sucre ingérée en 24 heures, ce qui est d'une haute importance, comme on va le voir par ce qui suit.

Le diabète sucré est une maladie grave, des plus insidieuses, et dont le symptôme caractéristique est la présence du sucre, dans l'urine ; et qui, parfois, en contient jusqu'à 200 grammes et plus par litre.

Suivant l'illustre *Claude Bernard*, le foie, à l'état normal, transforme une minime partie des matières amylacées en sucre, et qui passe inaperçue ; mais lorsque la fonction *glyco-génique* s'exagère, alors les symptômes les plus fâcheux se présentent ; les malades maigrissent, les dents sont vacillantes, les gencives fuligineuses, la soif est ardente, les ongles deviennent cassants, les forces diminuent, la polyurie se manifeste, et le sucre apparaît en plus ou moins grande abondance, etc.

Presque tous les médecins regardent cette maladie comme à peu près incurable, et tout l'arsenal pharmaceutique a, le plus souvent été épuisé, pour n'arriver qu'à un résultat négatif.

Bouchardat, avait magistralement établi, que c'est surtout par le régime alimentaire, excluant les matières sucrées et amylacées, qu'on peut combattre, avec efficacité, le diabète sucré simple ; aussi avait-il fait extraire du froment le gluten pour le panifier. C'était là un progrès, mais très insuffisant, car tous les pains de gluten, analysés par *Boussingault*, contiennent encore 40 à 42 0/0 d'amidon, tandis que le pain de *soja*, dont j'ai indiqué la formule plus haut, en a près de quatre fois moins, 11,47 d'où découle un grand avantage, dans son emploi.

Le pain de *soja* fabriqué à Paris se couvre de moisissures, au bout de 3 ou 4 jours, tandis que celui que j'ai fait préparer, se conserve bien pendant une vingtaine de jours et plus, en ayant le soin de le retourner quelquefois ; puis avec la précaution avant le repas, de le présenter au feu, un instant, il est aussi bon que le premier jour.

On comprend de suite le profit, que doivent tirer de cette facile conservation, les diabétiques obligés de voyager, qui peuvent en outre, emporter avec eux, un petit sac de farine de *soja*, car on trouve partout des œufs et du beurre, et renouveler leur provision de pain.

Ayant employé avec un succès complet, le pain de *soja*, j'ai pensé être utile, en ne retardant pas la publicité de sa fabrication.

J'avais dans ma famille, deux personnes, d'une bonne constitution, et qui furent, en même temps, atteintes du diabète sucré simple.

L'une, âgée de 50 ans, et qui malgré mes conseils, a continué le pain de froment, le riz, les haricots, les pommes de terre, etc., vient de succomber.

L'autre personne, âgée de 76 ans, et qui a renoncé entièrement au pain de froment, aux féculents, pour le pain de *soja*, les viandes, poissons, etc., jouit maintenant d'une bonne santé.

J'ajoute qu'en présence de la richesse alimentaire de ce pain, en matières grasses, azotées, et acide phosphorique, l'application pourra en être faite, avec un avantage incontestable, à toutes les personnes débiles, les enfants, etc.

Tous les fabricants, vendant des pains de

gluten et de *soja*, tiennent secret leur mode de panification, et leurs produits à un prix très élevé ; ainsi le pain de *soja*, se cote à Paris, environ fr. 4 le kilo, prix absolument inabordable pour les diabétiques pauvres.

Si la culture du *soja* prenait de l'extension, il serait avant peu, possible d'abaisser à 50 centimes le kilo, le prix du pain de *soja*, fabriqué tel que je l'ai indiqué, et ce serait un immense service rendu aux diabétiques, dont le nombre est grand.

Ma première notice sur le *soja* d'Etampes, reproduite par les principaux journaux agricoles et politiques, a attiré des demandes si nombreuses, qu'un vide complet s'est rapidement fait chez les marchands grainiers.

Les diabétiques, ne pouvant plus se procurer cette variété de Soja, se sont adressés à moi, qui n'avais en réserve que la quantité nécessaire à l'ensemencement.

En vue d'être utile, aux diabétiques, j'ai voulu me rendre compte si le *soja* à grain jaune, qui diffère de celui d'*Etampes*, d'un

blanc un peu jaunâtre, par un jaune foncé,
un ombilic plus prononcé, un volume plus
gros, une maturité plus tardive ; si, dis-je,
il ne pourrait être substitué à ce dernier.

J'ai eu de nouveau recours, à l'obligeance
inépuisable du savant chimiste M. JOULIE,
qui m'a remis l'analyse suivante du *Soja
Hispida* à grain jaune.

Grain de soja à grain jaune

Dans 100 kil. à l'état.

	Normal	Sec
Humidité	7,58	»
Matières azotées alimentaires.	32,35	35,01
Matières non alimentaires.	1,79	1,94
Matières grasses.	15,26	16,51
— amylacées	16,72	18,09
— sucrées	5,63	6,09
— extractives non azotées	11,12	13,02
Cellulose brute	3,57	3,87
Acide phosphorique	1,89	2,00
Autres matières minérales	4,09	4,47
	100,00	100,00

En comparant cette analyse, avec celle du
soja d'*Etampes* (page 4,) il est facile de
reconnaître, qu'elles diffèrent si peu, l'une
de l'autre, que la substitution, est sans inconvénients.

J'ai poussé mon examen plus loin en panifiant, suivant ma formule, le *soja* à grain jaune, et n'ai trouvé au point de vue du goût, aucune différence.

Depuis la première édition de ma notice, j'ai adopté pour les diabétiques aisés, la formule de pain suivante :

Farine de Soja	350 grammes
Amandes nues et pilées	100 —
3 œufs	150 —
Beurre 1er choix	150 —
1 cuillerée à café de sel.	
1 verre d'eau tiède.	

Ce pain peut être fabriqué dans tous les ménages ; il est d'un goût plus agréable que le premier, et non moins efficace.

NOTA. — Les diabétiques doivent mâcher lentement, et longtemps les aliments.

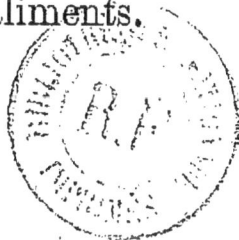